LES BOSSUS
AU COURS DE L'HISTOIRE

Médecine à travers les siècles

Collection dirigée par le Docteur Xavier Riaud

L'objectif de cette collection est de constituer « une histoire grand public » de la médecine ainsi que de ses acteurs plus ou moins connus, de l'Antiquité à nos jours.
Si elle se veut un hommage à ceux qui ont contribué au progrès de l'humanité, elle ne néglige pas pour autant les zones d'ombre ou les dérives de la science médicale.
C'est en ce sens que – conformément à ce que devrait être l'enseignement de l'histoire –, elle ambitionne une « vision globale » et non partielle ou partiale comme cela est trop souvent le cas.

Dernières parutions

Yves CATONNÉ, *Grands médecins de Martinique. Hippolyte Morestin, Raymond Garcin, Jude Turiaf, Raymond Roy-Camille*, 2025.
ASSOCIATION UNIVERSITAIRE D'ODONTOLOGIE GARANCIÈRE (dir.), avec la collaboration de la Dr Ava Bismuth Pariente et Commentaires de Xavier Riaud, *De L'École odontotechnique de Paris à l'U.F.R. d'odontologie. 50 ans d'Entretiens de Garancière*, 2025.
Patrice PINET, *Beethoven face à la maladie et aux médecins*, 2025.
Sylvie MAS, *Le statut des émotions dans l'Antiquité grecque et chinoise*, 2025.
Sylvie MAS, *Santé globale. Des soins de santé primaires à la santé intégrative*, 2025.
Michel A. GERMAIN, *Les pionniers de la microchirurgie*, 2025.
Hubert JOHANET, *La chirurgie cœlioscopique Histoire d'une révolution*, 2025.
Jacques VASSAULT, *Contribution à l'histoire de l'asile d'aliénés d'Évreux. Tome IV : Les situations*, 2025.
Jacques JAUME, *Georges Simenon, Maigret et la médecine*, 2025.
Wies DULFER, *Ethnomédecine et soins oculaires modernes au Tchad. Une croisade contre la cécité*, 2025.
Xavier RIAUD, *Histoire de la dentisterie vétérinaire*, 2025.

Philippe Violas

LES BOSSUS AU COURS DE L'HISTOIRE

Perceptions profanes et scientifiques

Préface du Pr Dominique Le Nen

L'Harmattan

5-7, rue de l'École-Polytechnique - 75005 Paris
www.editions-harmattan.fr
ISBN : 978-2-336-57425-7
EAN : 9782336574257

Préface

Les difformités ou infirmités qui ont marqué l'histoire de la vie des Hommes ont donné cours à de multiples croyances, mythes ou légendes, suscitant des sentiments tels que dégoût ou rejet, mais encore et à l'opposé, respect, protection, voire parfaite intégration dans quelques sociétés.

Le physique, qui pour certains ouvre une fenêtre sur l'âme, à l'instar des têtes grotesques de Michel-Ange (1475-1564) ou des caricatures d'Honoré Daumier (1808-1879), enferma et emprisonne souvent encore le difforme dans un stéréotype qui associe la beauté à une belle âme et le corps différent à une vilaine âme, que la physiognomonie, remontant à l'Antiquité grecque et romaine – science qui a pour objet la connaissance du caractère d'une personne d'après sa physionomie – ou bien le concept platonicien de beauté ont probablement contribué à diffuser.

« Le haut du dos voûté ramenant les épaules vers la poitrine indique la méchanceté jalouse, surtout si le corps tout entier est ainsi voûté et courbé. En effet, outre ce que je viens de dire, c'est aussi la marque d'un désir immodéré de profits[1] *».*

Dans cet opus consacré au bossu ou gibbeux, Philippe Violas livre des témoignages que les écrits parvenus jusqu'à nous dévoilent, que la peinture ou la sculpture exposent à la vue, sur cette déformation qui défie les « normes » établies, à travers un voyage sans frontières tant dans le monde temporel que géographique, de l'Amérique précolombienne à l'Égypte antique, du Cambodge au pays des Incas, aucun continent n'échappant à leur description.

La bosse, voussure bien visible de la colonne vertébrale ou rachis, est cette déformation dont l'absence séculaire d'explication a ouvert la porte depuis l'Antiquité à toutes sortes d'interprétations

---

[1] Anonyme latin, *Traité de physiognomonie*, trad. par ANDRÉ, Jacques, Collection des universités de France Série latine - Collection Budé, n° 254, Paris, Les Belles Lettres, 1981, p. 62.

en fonction des cultures, du point de vue des philosophes, d'anthropologues, d'écrivains, d'artistes, d'historiens et de médecins. Et ce vocable de bosse, parfois associé à d'autres malformations du tronc comme le thorax en carène, dissimule sous un épais manteau de muscles et de peau un certain nombre de pathologies sous-jacentes de la colonne vertébrale, que la radiographie, inventée à la fin du XIXe siècle grâce au hasard de la sérendipité sous l'impulsion du génial Wilhelm Röntgen (1845-1923), permit aux médecins et aux chirurgiens de mieux appréhender et de commencer à élucider certaines hésitations sur leurs causes, d'éclairer d'un jour nouveau la médecine ostéo-articulaire dont les pathologies du squelette étaient enfouies depuis si longtemps dans le plus épais des brouillards.

Paradoxalement, c'est sans connaitre véritablement les étiologies de ces bosses que de manière intuitive, l'envie de redresser les bossus s'est emparée des médecins de l'Antiquité, pour lesquels il suffisait de manipuler, masser, tirer, utiliser des dispositifs pour redresser, corriger la déformation ; au même titre que nombreuses autres pathologies osseuses furent traitées de manière empirique dès cette époque sans connaissance intime de l'anatomie humaine ni des processus anatomopathologiques qui en expliquent les déformations.

Philippe Violas évoque, plus proche de nous, à partir de la fin du XIXe siècle, l'émergence de thérapeutiques grâce au talent et à l'esprit d'innovation de quelques pionniers : des ténotomies en passant par le redressement et la confection d'appareils plâtrés qui assuraient à la fois la correction et l'immobilisation des lésions, autorisés ou facilités depuis l'invention de l'anesthésie qui a rendu supportable ces techniques douloureuses quand les médecins allaient jusqu'aux « craquements correcteurs » lors de leurs manœuvres, jusqu'à l'avènement de la chirurgie qui de nos jours assouvit le rêve dissimulé de tant de nos maîtres médecins, chirurgie qui redresse, corrige puis stabilise par des dispositifs médicaux en place sur la colonne vertébrale, chirurgie devenue pratiquement « routinière » comme celle de la scoliose. Et si Nicolas Andry (1658-1742), ce célèbre médecin à qui nous devons le terme d'orthopédie – *orthos* pour « droit », *Paidion* pour « enfant » – pouvait s'ouvrir à la vie et voir ce qu'est devenue la prise en charge des bossus aujourd'hui, il aurait probablement le même choc que si Léonard de Vinci (1452-1519), inventeur de machines volantes conduites par des hommes, observait nos avions supersoniques fendre le ciel.

Alors le futur est-il source d'espoir ? Le Bossu de Notre-Dame ne restera-t-il pour l'éternité que ce personnage central de l'œuvre de Victor Hugo tout comme le Bossu de Paul Féval ? Pour le dire simplement, cette déformation disparaitra-t-elle et ne persistera-t-elle que dans les ouvrages d'histoire ? Il est licite de s'interroger et de regarder droit devant nous, bien qu'avec le temps et les progrès de la médecine, les bossus, du moins dans nos pays privilégiés en ce qui concerne la santé, tendent à disparaitre, du moins dans les formes les plus sévères. Philippe Violas évoque à juste titre l'apport présent et futur de la génétique et notamment de l'intelligence artificielle qui va comme dans tous les secteurs, révolutionner notre approche de la médecine et de la thérapeutique et qui nous permettra certainement de mieux comprendre encore, de mieux traiter encore, de mieux prévenir encore les maladies comme les déformations, acquise ou congénitales de la colonne vertébrale.

Philippe Violas, avec cette passion qu'il a toujours eue pour la chirurgie de l'enfant, nous invite donc dans ce magnifique ouvrage à un voyage au temps des bossus, nous offrant l'occasion de découvrir une histoire inédite que la littérature n'a pas encore envisagée avec la vision du chirurgien orthopédiste pédiatre.

Dominique Le Nen

Professeur émérite des universités - UBO Brest Chercheur titulaire au Département d'Histoire des Sciences et des Techniques, Centre François Viète (UR 1161), Universités de Nantes/UBO Brest

Le duc de Mantoue, qu'on appelait le Gobin, parce qu'il était fort bossu, voulant épouser la sœur de l'empereur Maximilian, il fut dit à elle qu'il était ainsi fort bossu. Elle répondit, dit-on : « Il n'importe pas que la cloche ait quelque défaut, pourvu que le battant soit bon ».

Pierre de Bourdeilles, dit Brantôme (vers 1537–1614).

Avant-propos

En tentant de ne pas se restreindre à cette déformation si particulière du dos que l'on nomme « la scoliose », mais en regroupant sans aucun mauvais esprit ou connotations péjoratives sous le terme populaire de « bossus » les sujets présentant des scolioses mais aussi des hypercyphoses ou l'association des deux (cyphoscolioses), l'objectif est ici de réunir une compilation historique des descriptions de cet aspect caractéristique et pathologique de la colonne vertébrale de nos ancêtres et contemporains. Il s'agit d'un recueil éclectique de notions ayant trait à l'Histoire de la Médecine, mais empruntant aussi sciemment de nombreux autres chemins de traverse.

Même si elles peuvent véhiculer des fantaisies peu utiles à retenir parfois, les légendes recouvrent bien souvent un fond historique qu'il ne faudrait pas dédaigner au risque de s'appauvrir. Les mythes et légendes à propos des bossus, des nains bossus, nous font percevoir au cours des siècles passés des situations fort différentes notamment sur la place et le rôle social attribués à ces personnages. Ils sont tantôt des disgraciés de la nature, tantôt les plus privilégiés. La bosse est comparée à un véritable sac à malices. De nombreux bossus sont célèbres de l'Antiquité jusqu'à nos jours, que l'on retrouve dans les livres d'histoire ou dans les légendes contées.

La paléopathologie, l'art, la littérature nous instruisent sur la place sociale du bossu, mais aussi sur un grand nombre de causes, d'étiologies, mieux comprises à ce jour et dont certaines peuvent être traitées, parfois même guéries.

Mais sans doute que la route sera longue encore à parcourir afin de connaitre l'origine d'une des causes de cette déformation du dos à savoir la scoliose, celle sans origine connue à ce jour, celle dite idiopathique. Une place à part, assez large, y est ici consacrée. Son traitement, mais non sa guérison, fait retourner aux approches thérapeutiques envisagées depuis l'Antiquité, améliorées à la Renaissance, affinées au XIXe siècle avec l'essor des appareillages orthopédiques et l'accent mis sur les exercices du corps en pleine période de la médecine hygiéniste. Depuis, la chirurgie traite mais ne guérit pas. L'idiopathique reste idiopathique et la non-compréhension du pathologique laisse place à un grand vide dans lequel s'engouffre encore souvent l'irrationnel.

I
La bosse du bossu : définitions

Dans le langage populaire, l'emploi du terme « bosse » peut prêter à confusion. La bosse, la gibbosité, en langage médical, représente un signe clinique de la déformation de la colonne vertébrale et son emploi révèle notamment le signe d'une scoliose (σκολίωσις signifiant tortueux en grec ancien), substantif introduit par Claude Galien de Pergame dans les années 190 après J.-C, qui semble être le premier à l'avoir utilisé :

> « Il appelle cyphose la déviation de la colonne vertébrale vers l'arrière, lordose celle vers l'avant, et scoliose celle vers les côtés. Mais il utilise aussi le terme scoliose dans un autre sens, pour désigner toute déviation de la colonne [...] Et ailleurs, il disait déjà que "la colonne, dans sa longueur, est droite-tordue" (*ithuskolios*), indiquant par là une déviation aussi bien vers l'arrière que vers l'avant. » (1).

La torsion introduit la notion de déformation tridimensionnelle. Nous verrons que jusqu'à notre période contemporaine y compris dans le monde de la médecine, la scoliose est confondue avec de simples déplacements uni-planaires (attitudes scoliotiques), sources d'abus de langage, de concepts thérapeutiques inappropriés, soit par méconnaissance soit peut-être par malhonnêteté intellectuelle. Mais la bosse n'est pas, loin s'en faut, que le signe d'une scoliose. La courbure convexe postérieure excessive sagittale exclusive, que l'on retrouve en grec ancien sous le terme de « bossu », crée aussi la bosse (κύφος - kúphos - cyphose). Dans le Littré le mot « bosse » pourrait évoluer vers différents synonymes comme *tebos, tuber, tumor, gibbus*. Ainsi appartiennent à la même origine les mots comme bosse, boursoufflure, tumeur, gibbosité. Dans les textes antiques, κύφος renvoie à ce que la médecine contemporaine nomme « cyphose », aussi bien dans le *Corpus hippocratique* que chez Galien :

> « Mais lorsque les vertèbres en tension ne restent pas solidaires les unes des autres, une cyphose se produit par le recul des parties postérieures à mesure que les éléments tendus se plient vers l'intérieur. » (2).

De longue date la bosse fait parler d'elle et ses causes sont multiples qu'il s'agisse des signes de malformations congénitales de la colonne vertébrale, de maladies osseuses constitutionnelles, de séquelles d'infections bactériennes vertébro-discales (la tuberculose dite mal de Pott) ou de causes non connues à ce jour comme la scoliose dite idiopathique.

II
Histoire, mythes et légendes à propos des bossus

« Qui peut m'assurer de n'être pas bossu ? Qui vous dira jamais que vous l'êtes ? Si vous regardez au miroir, vous n'en verrez rien. Se voit-on jamais tel qu'on est ? Vous trouverez à votre taille un tour qui vous sied à merveille. Tous les bossus sont fiers et heureux. »

Chateaubriand. *Mémoires d'Outre-Tombe*,
XXX, 7, 2 juin 1833, IV, 486.

La bosse peut être le siège du ridicule. Les disgrâces physiques sont fréquemment l'occasion pour l'entourage de se moquer des sujets qui en sont porteurs. L'image populaire du bossu est construite de mythes et de légendes. Il faut y chercher des souffrances, des craintes, des espérances aussi, et surtout une méconnaissance de son origine. Les bossus célèbres sont si nombreux que l'on ne peut bien évidemment pas tous les citer.

À l'époque romaine, l'un des personnages principaux des farces atellanes était *Dossennus* (le bossu malicieux). Ces farces étaient jouées souvent à la suite des tragédies afin de ridiculiser de façon grossière les héros des pièces venant d'être jouées.

Ésope est décrit comme un fabuliste dont aucune preuve ne permet de connaître son origine et sa période (autour de 500 ans avant J.-C), même si son existence historique semble attestée par Hérodote dans son œuvre appelée *L'enquête* ou *Les Histoires* (en grec ancien : Ἱστορίαι) rédigée vers 445 avant J.C. Le récit de sa vie rapporte que le rire et la blague lui permettaient, lui le laid, le faible et le bègue, de prendre le dessus sur les puissants. Nous nous attarderons plus longuement sur sa représentation dans le chapitre sur l'Art.

Pépin, dit Pépin le Bossu (quand c'est un sobriquet) est le premier fils de Charlemagne. Il est devenu illégitime après que sa mère Himiltrude fut répudiée, puis Charlemagne épousant Hildegarde de Vintzgau, Pépin le bossu perd définitivement sa place après la naissance des fils d'Hildegarde (Charles, Carloman et Louis).

Depuis 1539 et la signature par François 1er de l'édit de Villers-Cotterêts, la transmission héréditaire d'un nom et de son orthographe s'impose. Mais d'où nous vient en généalogie le nom de famille « Le Bossu » ? Il est peu fréquent. « Le Bossu » fut attribué peut-être entre le Xème et le XIIe siècle en une période de la formation des noms héréditaires à un ancêtre en raison de son aspect physique. La bosse s'appliquerait à cet aspect du dos, ce sobriquet ayant donné des variantes comme Bosse, Bosset, Bossuet et autres. Le nom est porté dans diverses régions de France, en particulier en Hauts-de-France, en Bourgogne et dans le département de la Loire. Il est également porté en Île-de-France et en Bretagne. Mais la typographie du lieu de naissance ou de l'habitat est une possible explication (caractéristique vallonnée d'un terrain, de la campagne).

Issu des anciennes croyances amérindiennes du sud-ouest des États-Unis, il y a plus de 3 000 ans, Kokopelli est un personnage mythique souvent représenté comme un joueur de flûte bossu. La bosse de Kokopelli est parfois dépeinte comme un arc qui couvre entièrement son dos et parfois seulement la moitié inférieure. Dans certains mythes, la bosse de Kokopelli contient des graines, des plantes, des bébés, des objets sacrés ou médicinaux entre autres, le tout étant destiné à être offert aux personnes qu'il souhaite séduire ou contenter. Kokopelli pourrait être comparé à Osiris dans la religion égyptienne.

On attribue aux bossus des dons surnaturels comme la magie, la divination, la force, la sensibilité poétique et musicale, des dons d'ubiquité jusqu'à lire dans les pensées.

Le personnage de Polichinelle (Pulcinella) de la Commedia dell'arte avec ses deux bosses, l'une derrière et l'autre devant, donne un aspect nouveau à la déformation. Ses bosses sont des sortes de ventres lui permettant de dépasser la satiété, de faire des réserves, comme si la bosse du dos était un abdomen supplémentaire.

> « Où vas-tu petit bonhomme ? Où vas-tu petit bossu ? Je vais à la noce pour remplir ma bosse, j'ai tant bu et j'ai tant mangé, que ma bosse a éclaté. » (Comptine de Bretagne).

La fée Carabosse, la marraine maléfique, une des héroïnes du conte de Marie-Catherine d'Aulnoy, apparaît comme :

> « un laideron qui avait les pieds de travers, les genoux sous le menton, une grosse bosse, les yeux louches, et la peau plus noire que de l'encre. »

François-Henri de Montmorency-Bouteville, plus connu sous le nom de maréchal de Luxembourg (1675), était bossu. Il deviendra le plus grand général français de son temps, en dépit de l'aversion que lui portait Louis XIV. Ses hommes semblaient l'aduler et disaient de lui « la victoire est logée dans sa bosse ». Il enlèvera tant d'étendards à l'ennemi qu'il sera surnommé le « Tapissier de Notre-Dame » car la coutume voulait que les trophées soient suspendus aux voûtes de la cathédrale de Paris.

L'opéra Rigoletto de Verdi met en scène un bossu. L'action est déplacée à Mantoue car l'histoire tirée du drame « Le roi s'amuse » de Victor Hugo raillait le comportement libertin de François 1er et de la cour. À sa sortie, la pièce fut interdite et censurée par la monarchie et la noblesse qui s'y voyaient critiquées. Rigoletto est en fait Triboulet. Et Triboulet, le fou du roi, a existé. Rabelais le mentionne dans *Le Tiers Livre* :

> Pantagruel dit « Triboulet me semble complètement fol. Panurge répond : Proprement fol et totalement fol ». (3)

Louis XII avait pris Triboulet à son service et en fera le fou du roi. Il est coiffé de son coqueluchon à oreilles d'âne orné de grelots comme un roi de sa couronne et il tient à la main une sorte de sceptre. Il participe au Conseil. Alors qu'il risque d'être exécuté pour avoir offensé une maîtresse de François 1er, et que ce dernier lui laisse le choix de sa mort, Triboulet dit :

> « Bon sire, par sainte Nitouche et saint Pansard, patrons de la folie, je demande à mourir de vieillesse. »

Alexander Pope (1688-1744) était la figure dominante de l'Angleterre du XVIIIe siècle. Poète et plein d'esprit, il inspirait à ses amis une loyauté inébranlable et une haine pénétrante à ses ennemis. Sa déformation de la colonne vertébrale, due à la tuberculose, à un traumatisme ou à une faiblesse congénitale, a façonné sa carrière (4).

Dominique Séraphin (1747–1800), inventeur des ombres chinoises en France, dont le squelette ankylosé est conservé au musée Dupuytren à Paris et que l'on appelait le « facétieux bossu » est évoqué dans plusieurs récits :

> « Dominique Séraphin que la silhouette, à l'échine courbée [...] et qu'on est tenté de prendre pour un bossu des mieux pourvus, avait été, au contraire, jusqu'à l'âge de trente-six ans, un grand et bel homme. Vers cette époque de sa vie, il fut atteint d'un ramollissement de la moelle épinière [...] il avait perdu sa haute taille et que son dos voûté lui donnait toute l'apparence d'un homme contrefait » (5).

Il est clairement acquis qu'il était atteint d'une spondylarthrite ankylosante (6).

Le menhir de Kerloaz à Plouarzel dans Finistère, est appelé « le bossu » en raison de la présence de deux bosses de chaque côté. Il faisait partie d'un rite de fécondité. Les hommes et les femmes, nus, se frottaient le nombril contre ce menhir afin de favoriser la conception de garçons. Les jeunes mariées y amenaient leurs époux pour leur faire baiser la pierre, symbolisant ainsi leur autorité au sein du foyer (7).

III
Les bossus dans la littérature

Quasimodo dans Notre-Dame de Paris est décrit comme suit par Victor Hugo :

> « Sa psyché, la malheureuse, est rabougrie, rachitique comme ces prisonniers de plombs de Venise qui vieillissaient ployés en deux dans une boîte de pierre trop basse. L'esprit s'atrophie dans un corps manqué ! Les idées qui sortaient de son cerveau étaient toutes tordues [...] Il était détaché du monde réel. Il était méchant parce qu'il était sauvage, il était sauvage parce qu'il était laid ».

Quasimodo est aussi accusé de faire avorter les grossesses

> « mieux que toutes les médecines et pharmaques ».

Un grand nombre de nains bossus se retrouvent dans la littérature du Moyen-Âge français, jouant le rôle de fou à la cour ou plus souvent au service de chevaliers ou de dames. Les nains bossus se retrouvent dans des chansons de geste comme « Macaire » ou encore « Huon de Bordeaux », ainsi que dans de nombreux romans de la légende arthurienne.

Corps tordu et idées tordues montrent que le corps est un moule pour l'esprit. Des bossus se montrent méchants et susceptibles tandis que d'autres joyeux pitres font rire grâce à leur bosse.

Gérard Bruant (8) rapporte une devinette d'un journal d'enfants d'un centre orthopédique :

> « Que demande à sa mère un petit bossu le soir d'orage ?
>
> Que l'orage le foudroie ».

Une chanson en patois de Lille « La joie de bossus », chantée par la Société des bons-enfants, est composée du refrain suivant :

> « Quel plaisir les amis d'être bossu plus tard, sur l'monde les femmes criront merci d'avoir un bossu comme mi », et de poursuivre en évoquant « le départ des hommes bien faits pour la guerre, ne restant plus que les tordus, les filles n'étant pu si fières marieront les bossus. »

La peur relève de cette ambiguïté qui la caractérise face à la bosse, apportant la malédiction, mais parfois le bonheur. Ne dit-on pas : « Toucher la bosse porte bonheur » ? « Touchez ma bosse Monseigneur » disait le célèbre bossu, le personnage de Paul Féval (9).

Mayeux est un personnage comique imaginaire, célèbre à Paris dans les années 1830. Il aurait été inventé en 1831 par le caricaturiste Traviès. Il s'agit selon Chateaubriand d'un bossu qui incarne toute la vulgarité et la versatilité politique de la bourgeoisie de l'époque (10).

La comtesse de Ségur par son roman pour enfants publié sous forme de feuilleton dans la *Semaine des enfants* à partir de 1864, nous conte l'histoire de François le bossu. L'autrice traite d'un thème cher aux humanismes selon lesquels l'apparence n'est rien et qu'un beau visage peut cacher une vilaine âme, un corps contrefait peut être habité par une belle âme. Le héros, François, apprend à accepter son problème avec bonne humeur et même à faire face aux moqueries :

> « Je suis habitué d'entendre rire de moi. Cela ne me fait rien ; c'est seulement quand papa est là que je suis fâché, parce qu'il est toujours triste quand il entend se moquer de ma bosse. Il m'aime tant, ce pauvre papa. »

L'homme le plus laid a un rôle important pour Nietzsche dans *Ainsi parlait Zarathoustra*. « Un jour que Zarathoustra passait sur le grand pont, […] un bossu lui parla et lui dit « Vois, Zarathoustra ! Le peuple lui aussi profite de tes enseignements et commence à croire en ta doctrine : mais […] il manque encore quelque chose — il te faut nous convaincre aussi, nous autres infirmes ! […] Mais Zarathoustra répondit […] : Si l'on enlève au bossu sa bosse, on lui prend en même temps son esprit. »

IV
Description de la colonne vertébrale à l'Antiquité

Le philosophe, poète, ingénieur et médecin présocratique grec Empédocle (490-430 avant J.-C), originaire de Sicile, imaginait que l'ensemble des vertèbres étaient unies en bloc (une véritable colonne rigide) et que secondairement, suite aux mouvements du tronc, une segmentation apparaissait séparant ainsi les vertèbres (11).

Platon (427-347 avant J.-C) avait à cœur d'attribuer un rôle fonctionnel biomécanique à la colonne vertébrale mais il faisait malgré tout intervenir une notion de divin dans l'apparition de la mobilité du rachis (12).

Aristote (384-322 avant J.-C), vivant à une époque où l'activité physique et athlétique faisait partie intégrante d'une philosophie de vie, même si ses travaux ne se sont pas intéressés directement à la colonne vertébrale (13), a décrit l'action des muscles sur le mouvement. On considère à ce titre cette analyse comme la première approche de la biomécanique, avec la notion de transformation d'une rotation en un mouvement de translation.

Hippocrate de Kos (460-370 avant J.-C) dans le Corpus Hippocraticum et son traité *Des Fractures et Des Articulations* (14) en se reportant à une traduction du Littré légèrement modifié, décrit :

« La colonne vertébrale s'incurve, même chez des gens bien portants de beaucoup de façons, [...] Nécessairement, dans la gibbosité, une des vertèbres paraîtra plus élevée tandis que les vertèbres au-dessus et en dessous le paraîtront moins. Ce n'est pas qu'une vertèbre se soit beaucoup déplacée mais c'est que chacune ayant cédé un peu, la somme du déplacement est considérable. ».

Il décrit la fonction squelettique notamment du rachis dans son rôle de soutien à la position érigée du corps humain ayant ainsi l'intuition des interactions entre les vertèbres, les disques intervertébraux, les muscles et ligaments. Il propose des traitements des pathologies vertébrales. Mais il n'avait sans doute perçu qu'une origine traumatique à la scoliose. Il n'existe pas de preuve formelle qu'une interdiction religieuse ou légale absolue ait existé dans toute la Grèce antique empêchant systématiquement la dissection de cadavres humains. Cependant, à Alexandrie, Hérophile de Chalcédoine et Érasistrate ont pratiqué des dissections humaines contribuant grandement à la connaissance de l'anatomie, et Hippocrate tire ses observations notamment de celles de cadavres sur des champs de bataille ou dans l'observation des mouvements accomplis par les athlètes entre autres.

Galien de Pergame (130–200 après J.-C), qui fut pendant un temps médecin des gladiateurs, est en accord avec Hippocrate sur la nécessité d'une bonne connaissance de l'anatomie afin de comprendre puis de traiter. Il fournit une description complète des muscles, des vertèbres, des disques inter-vertébraux, des ligaments, des méninges et de la moelle épinière et une description détaillée des courbures normales de la colonne vertébrale. À Alexandrie les dissections effectuées par Hérophile l'aident grandement, ainsi que celles d'Erasistrate de Céos (vers 310-vers 240 av. J-C) crédité de 600 autopsies.

V
Les bossus dans l'Art

Les transformations de l'esthétique de l'Art au cours de l'histoire sont en lien direct avec une époque, un lieu, une sociologie, des courants de pensée différents, religieux notamment. Les bossus ont leur part de représentativité. L'approche philosophique de la question esthétique y est au cœur. Y a-t-il une beauté de la laideur ?

Lydie Krestovsky dans « La laideur dans l'Art à travers les âges » (15) cite Rodin (16) :

> « [...] on appelle Laid ce qui est difforme, ce qui est malsain, [...] ce qui est contraire à la régularité, signe et condition de la santé et de la force ; un bossu est laid, un bancal est laid, la misère en haillons est laide. Mais qu'un grand artiste [...] s'empare de l'une ou l'autre de ces laideurs, instantanément, il la transfigure d'un coup de baguette magique, il en fait de la beauté : c'est de l'alchimie, de la féerie ».

La représentation des bossus dans l'art ancien revêt un rôle apotropaïque avec notamment des figurines en bronze portées en pendentifs.

Si le diagnostic rétrospectif des affections de la colonne vertébrale est particulièrement fiable en paléopathologie, une grande prudence est nécessaire pour les représentations artistiques, quelles qu'elles soient. Dans l'art égyptien, on retrouve souvent l'expression d'une observation naturaliste avec la représentation de corps jeunes, athlétiques, accomplissant le labeur quotidien, mais on découvre en y regardant de plus près la présence de malades, de nains, de bossus. Ces différences ne sont pas cachées par rapport à la norme. Loin de masquer les disgrâces physiques, les anciens Égyptiens n'éprouvaient pas de gêne à les représenter. À Beni Hassan, en moyenne

Égypte (Moyen Empire, XIe dynastie, vers 2000 av. J.-C.), une peinture issue de la tombe rupestre du monarque Baqet Ier le représente accompagné par un nain, un personnage avec deux pieds-bots et un bossu. À Saqqarah, un bossu, le porteur de sceau Itchi, est représenté avec un chien sur la tombe de Nikaouisesi (Ancien Empire, V^e^ dynastie, vers 2300 av. J.-C.).

En d'autres périodes, de nombreuses statues de bossus ont été retrouvées chez les Égyptiens, les Incas, les Grecs et les Romains, tendant à prouver leur bonne intégration dans la société. Mais l'art gréco-romain était plus enclin à représenter la beauté du corps et de l'âme. Ce peuple qui élevait des autels à la beauté des formes du corps humain ne pouvait sans doute pas se complaire dans la peinture de la difformité physique et de la maladie.

La liste des œuvres d'art (sculptures, coroplasties, peintures sur différents supports, mosaïques, et autres) représentant des bossus n'est pas aussi importante que celle représentant le nanisme de différentes étiologies génétiques. Mais dans l'iconographie antique, les deux conditions, nains et bossus coexistent souvent. Mirko Grmek et Danielle Gourevitch dans leur ouvrage sur les maladies dans l'Art antique (17) font le choix de quatre exemples, en voici trois. Tout d'abord une statuette hellénistique en bronze avec un nain marchant, affairé avec un grand vase dans la main et un coq dans l'autre (Musée de Toulouse à l'époque de la publication). La bosse est haute et marquée. Si le mal de Pott peut être évoqué, le nanisme oriente vers une dysplasie osseuse et pourrait faire évoquer une dysplasie métatropique. Ils décrivent ensuite une statuette grecque en ivoire datant du 1er siècle après J.-C, retrouvée en Italie et conservée au British Museum. Ce pourrait être un esclave africain atteint également d'un mal de Pott. Le troisième exemple est celui d'Ésope. On sait qu'il a existé à Athènes des portraits d'Ésope, à la villa Albani à Rome, un buste en marbre, certainement de l'époque romaine impériale, qui est connu sous le nom d'Ésope et offre un remarquable exemple d'une déformation considérable du torse avec en contraste l'expression sereine du visage (18). Paul Richet rapporte le travail critique publié par Charcot et Dechambre (19) : « Il s'agit d'une courbure de la colonne vertébrale connue sous le nom de cyphose. [...] Une circonstance vient à l'appui de l'idée qu'on n'a pas voulu seulement modeler un bossu quelconque, mais bien réaliser un portrait : c'est que l'extrême fidélité avec laquelle le dos a été copié ne se retrouve pas dans l'exécution de la tête. » La pathologie en cause est incertaine : Mal de Pott, malformation congénitale, rachitisme ? Il n'y a que le tronc qui est sculpté et l'absence de membres inférieurs rend impossible de formuler plus d'hypothèses. Le plus souvent, pour ne pas dire toujours, une bosse angulaire n'est pas synonyme du mal de Pott. À propos de ces pathologies, il peut être évoqué chez le bossu gravé sur un miroir étrusque de Tarquinia (au musée national de Tarquinia en Italie) soit le diagnostic d'un rachitisme soit d'une maladie osseuse congénitale. En plus de sa gibbosité, il présente un thorax en carène, des bosses frontales, des traits évoquant un adolescent chétif.

VI
Les bossus en paléopathologie

L'Égypte ancienne nous apporte des preuves de gibbosités en lien très probable avec la tuberculose et ses atteintes vertébrales. Le mal de Pott peut ainsi être suggéré par des squelettes découverts sur le site prédynastique de Adaïma à huit kilomètres au sud de Esna sur la rive ouest du Nil, peut-être en lien avec une épidémie de tuberculose ayant sévi vers 3500 av. J.-C. Deux d'entre eux étaient accompagnés d'un vase déformé avant la cuisson, ce qui supposerait le souhait de reproduire comme un portrait leur propriétaire. Un squelette de femme présente toutes les caractéristiques d'une déformation liée à la tuberculose. Un autre exemple remarquable est le squelette d'un adulte mâle découvert à Thèbes en 1891 par M.E. Grébaut (20) dans le même temps que tout un groupe de momies très bien préservées, prêtres et prêtresses du dieu Amon-Rê de la XXIe dynastie. Cette momie montre non seulement les caractéristiques d'une cyphose sur un mal de Pott, mais aussi les séquelles d'un abcès du muscle ilio-psoas droit. En matière de paléopathologie et notamment les analyses ostéologiques, il faut être réservé quant aux conclusions hâtives, la médecine contemporaine nous apprenant que le tissu osseux peut réagir de manière très similaire à des pathologies différentes de la tuberculose comme certaines parasitoses, et à des germes ressemblant aux tréponèmes de la syphilis.

Concernant les traces écrites, François Resche (21) nous rapporte son imposant travail de traduction d'une copie du papyrus de Smith datant environ de 1500 avant Jésus-Christ, l'original pouvant sans doute remonter à un millénaire plus tôt.

> « La conception du papyrus médical Smith, en dépit de son inachèvement, pour la rigueur théorique avec laquelle il apparaît construit, [...] révèle principalement la base rationnelle de l'organisation organique et peut apparaître comme l'un des fruits les plus matures de la pensée scientifique. »

La dernière observation, la 48e du papyrus, est inachevée, et s'adressait à une instruction pour une fracture vertébrale.

Dans sa thèse d'exercice en Médecine soutenue le 2 mai 1977 sous le titre « Du diagnostic des scolioses en Paléopathologie », travail effectué au laboratoire d'Anthropologie et de Paléopathologie de la Faculté de médecine de Caen, Françoise Metz (22) rappelait que la scoliose n'était en rien une pathologie moderne puisqu'elle s'observait dès le Paléolithique supérieur. Son travail s'appuyant sur plusieurs études de colonnes vertébrales tentait de distinguer les scolioses vraies dites structurales par rapport aux attitudes scoliotiques. Un squelette provenant d'un sarcophage du cimetière de St Martial près de Limoges, datant du Bas-Empire au Vème siècle, et celui d'un homme âgé de 45 à 50 ans provenant d'une sépulture du VIIe siècle à Caen, présentaient tous deux de toute évidence une scoliose post-traumatique. Une chambre funéraire du néolithique (environ 5000 ans avant J.C.) à Fontenay Le Marmion contenait le squelette d'un homme de 30 à 35 ans avec les conséquences sur son rachis d'une spondylarthrite ankylosante. L'étude du squelette n° 24 857 du Musée de l'Homme à Paris provenant de la collection Daubenton est tout à fait étonnante. Françoise Metz ne précise pas l'époque mais il s'agit d'un squelette d'enfant entre 8 et 11 ans (étude des dents) porteur d'un rachitisme avec une déformation scoliotique majeure et les déformations des os longs aux membres inférieurs. Une critique de ce travail de thèse est d'attribuer le terme de « scoliose » à plusieurs squelettes n'ayant pas de déformation réellement scoliotique mais présentant une inflexion frontale (attitude scoliotique).

Cette erreur qui se poursuit de nos jours continue à véhiculer des diagnostics imprécis.

Le squelette du roi Richard III, suite à des fouilles sous un parking de la ville de Leicester au nord de Londres qui avaient débuté en août 2012, a pu être authentifié avec des preuves qui semblent irréfutables (23) en février 2013 grâce à des analyses génétiques et datations au radiocarbone. William Shakespeare l'a décrit comme un usurpateur « déformé », « inachevé », « bossu ». Le squelette montre des signes de scoliose très cohérents, d'une déformation de l'ordre de 75° ayant comme sommet de la courbure les huitième et neuvième vertèbres thoraciques et qui correspondrait à une scoliose idiopathique qui se serait développée à l'adolescence. Souvent décrit également comme « roi boiteux », son squelette ne semble pourtant pas montrer d'anomalie squelettique aux membres inférieurs et cette notion véhiculée de longue date pourrait donc être rediscutée (24).

Le contexte socioculturel d'une époque peut être analysé grâce à la pathographie, branche de la paléopathologie, qui s'intéresse également à l'étude médicale de restes humains anciens mais dans de rares cas à l'aide d'un portrait, de sculptures, de statuettes ou d'autres œuvres d'Art comme évoqué précédemment.

Tout en restant critique face aux interprétations qui se voudraient fantaisistes et qui fausseraient les interprétations pathologiques réelles en ne présentant qu'un inventaire partiel des pathologies ayant touché les populations, l'absence quasi totale de matériel osseux justifie grandement l'intérêt de ce type de travaux.

Véronique Dasen décrit comment de nombreuses anecdotes en référence souvent à l'Égypte (période de l'Alexandrie des Lagides) présentent les puissants recevant et collectionnant des curiosités humaines, qu'il s'agisse de conservation de dépouilles d'embryons, fœtus et nouveau-nés monstrueux. Il est ainsi pris comme exemple, témoignant que des monstruosités peuvent avoir été utilisées au service de l'idéologie impériale, la fréquence des collections privées mais aussi publiques comme moyens de séduire le peuple avide de nouveautés. La possession de tous types de curiosités renforçait leur prestige et, symboliquement, leur emprise sur le monde connu.

> « Ces exhibitions de merveilles présentées au public participent à la construction d'une nouvelle idéologie spécifiquement hellénistique, celle du souverain comme maître de l'*oikoumenê*, l'ensemble du monde connu. » (25)

Caroline Husquin rapporte dans « L'intégrité du corps en question » qu'il est possible que certains esclaves difformes aient servi d'objets sexuels destinés à assouvir les désirs de leur maître, à l'instar du bossu Clésippe acheté 50 000 HS (HS est l'abrégé de sesterce) par Gégania qui finit par le recevoir dans son lit puis le mit dans son testament le rendant ainsi immensément riche (26). Son ouvrage cherche à dépeindre par une approche historique et anthropologique la perception du handicap dans la société romaine entre le premier siècle avant notre ère et le quatrième après J-C.

À ce propos, ce pourrait être à Sparte qu'une première loi ait codifié les déformations vertébrales. La constatation d'un nouveau-né présentant des malformations, dont celle de la colonne vertébrale (que l'on qualifierait probablement de malformations vertébrales congénitales de nos jours) le faisait abandonner selon la légende, car aucun texte n'en atteste, sur les pentes du mont Taiget. Ainsi, le sort réservé par les institutions aux nouveau-nés présentant des malformations, qui auraient été mises en place par Lycurgue-Numa, est rapporté par Plutarque (*Lyc*. 16.1-2) (27) :

> « Quand un enfant lui naissait, le père n'était pas maître de l'élever : il le prenait et le portait dans un lieu appelé *leschè* où siégeaient les plus anciens de la tribu. […] Si, au contraire, il était mal venu et difforme, ils l'envoyaient en un lieu appelé

les Apothètes, qui était un précipice du Taygète. Ils jugeaient, en effet, qu'il valait mieux pour lui-même et pour la cité de ne pas le laisser vivre [...]. »

Plusieurs chercheurs se sont intéressés aux bossus de l'Amérique précolombienne. Des représentations de bossus se retrouvent dans les cultures de l'Amérique précolombienne, avec parmi les plus connus les personnages dansants du mont Alban (époque olmèque 800 à 300 avant J-C). Ainsi, deux bossus olmèques en jade pourraient témoigner de leur préciosité et de leur importance. Les bossus étaient plus nombreux dans l'Amérique précolombienne, plus encore que dans les cours européennes. Ils remplissaient le rôle de musiciens, danseurs, serviteurs. Des personnages de petite taille aux membres courts et au visage rond pourraient évoquer l'achondroplasie, mais il pourrait aussi s'agir de figurations rituelles de génies au visage félin.

Frédérique Servain-Riviale (28) a travaillé, à partir de l'analyse de statuettes anthropomorphes en terre cuite de l'occident mexicain, à la représentation des morphologies corporelles. Le thème des bossus y est amplement illustré et parmi ces statuettes plusieurs types de gibbosités ont été identifiés (cyphose isolée avec convexité postérieure ou postéro-latérale). Cela peut correspondre à des anomalies congénitales comme un spina-bifida, une cyphose malformative, une cypho-scoliose ou de maladies infectieuses (Mal de Pott). Niederberger (29) précise pour sa part, à propos des figurines du bassin de Mexico à l'époque formative, que la tradition mésoaméricaine veut que les bossus aient des dispositions pour la sorcellerie et des pouvoirs thérapeutiques. Cette interprétation pourrait s'appliquer dans le cadre des statuettes de l'Occident, puisque la plupart des thèmes qu'on y trouve illustrés semblent se rapporter fondamentalement à des pratiques chamaniques diverses (30).

Carlos Ponce Sanginés (31) au bord du lac Titicaca à Thiahuanaco a découvert lors de fouilles de nombreuses statues de bossus. Les bossus y auraient joué le rôle de serviteur, musicien, danseur, jongleur. Des bossus sont parfois des représentations de divinité comme le Dieu de la Porte du Soleil, monolithe dans le temple de Kalasasaya. On pense qu'il est la représentation du Dieu Viracocha, grande divinité créatrice des périodes pré-inca et inca. Sa représentation, avec une grosse tête sans cou reposant sur les épaules, rappelle Bès, le dieu égyptien nain et parfois bossu.

Monica Malamoud fait une interprétation personnelle qui est intéressante en termes d'archétype pour une adepte de la psychologie jungienne : comme le pharaon égyptien, l'Inca est le fils du soleil. À la cour de l'Inca, le bouffon bossu passe souvent pour un sage qui expose la vérité. Debout derrière l'Inca il tient un parasol de plumes au-dessus de lui et le protège du soleil. Placé derrière le roi, le bossu représente l'ombre du roi, indiquant que la réalité terrestre, l'infirmité, la laideur complètent le côté céleste, rayonnant et solaire, pour que la vie sur terre forme une réalité. Elle rapporte également dans son ouvrage qu'une croyance encore vivace parmi les indigènes des hauts plateaux boliviens prétendait que la foudre fait naître les bossus, un enfant devenant bossu si sa mère voit un éclair lors de sa naissance ou lors de sa conception. Cet enfant devient « yatiri », c'est-à-dire magicien et voyant (32).

Louis Malleret s'est, quant à lui, intéressé aux bossus et nains à partir de sculpture en Extrême-Orient (33). On pouvait observer au Musée de la marine à Rochefort-sur-Mer un squelette semble-t-il originaire du Cambodge. À Angkor, à l'entrée des monuments khmers, la statue d'un personnage bossu est fréquente. Sa gibbosité s'accompagne d'un thorax en carène et d'autres aspects évoquant un nanisme. C'est sans conteste un personnage important portant diadème, collier et bracelets. Sur le site de recherches archéologiques de Deir el-Médina en Tunisie, parmi les restes humains conservés, deux ont de véritables déformations de la colonne vertébrale, sans genre déterminé. Récemment des fouilles archéologiques ont permis de trouver douze figurines en terre cuite dont dix représentant des hommes présentant une cyphose. Les dix figurines fragmentaires ont peut-être été brisées volontairement sans que l'on puisse être plus précis sur une analyse (34).

VII
Hagiothérapie et bossus

Il y a peu d'intercession de dieux ou de saints guérisseurs concernant la colonne vertébrale et à fortiori les bossus. Les miracles concernant le rachis sont exceptionnels. L'évangile selon saint Luc, chapitre 13, parle sans doute d'une cyphose :

> « Jésus enseignait dans une des synagogues, le jour du sabbat, et voici, il y avait là une femme possédée d'un esprit qui la rendait infirme depuis dix-huit ans ; elle était courbée, et ne pouvait pas du tout se redresser. Lorsqu'il la vit, Jésus lui adressa la parole, et lui dit : Femme, tu es délivrée de ton infirmité. Et il lui imposa les mains. À l'instant elle se redressa, et glorifia Dieu. ».

Si saint Urbain est évoqué pour les maux de dos, les pathologies de la colonne vertébrale font appel à Saint Séraphin de Sarov, un saint orthodoxe.

Rémi Mathieu (35) évoque à propos des pratiques chamanistes de la Chine antique sous l'empire des Han, qu'au-delà de techniques acquises auprès de maîtres, les chamanes présentaient des aptitudes physiques « paradoxalement qualifiantes… les chamanes les plus appréciés étaient décharnés ou bossus ».

À une époque de progrès scientifiques majeurs dans le domaine médical, l'aspiration à revenir aux traitements naturels, voire ésotériques, semble émerger, marquée très fortement depuis la crise sanitaire de la COVID-19. Malgré le souhait d'une rationalisation de l'évolution médicale, l'émergence des soins alternatifs demeure présente. Dans une période du recul de la pensée rationnelle, des études et écrits récents tendent à montrer que la prière gagne en popularité parmi les patients à la recherche de guérison, comme le révèle une étude du US

CDCP NCHS (Center for Disease Control and Prevention's National Center for Health Statistics). Parmi les cinq méthodes de médecine dites complémentaires les plus couramment utilisées, trois impliquent la prière en tant que technique de guérison à distance, que ce soit pour soi-même ou pour autrui (36). Nos contemporains ayant majoritairement confiance en la grande technologie continuent de croire aussi aux guérisons miraculeuses.

VIII
La scoliose idiopathique

> « Le nouveau, dont on ignore l'utilité est loué plus que la méthode habituelle dont la bonté est déjà connue, et les choses étranges le sont plus que les choses évidentes de soi. »
>
> (*Des fractures* 1 ; trad. Littré III. 415). Hippocrate

L'histoire de la médecine montre qu'il faut exiger des efforts de raisonnements rationnels pour ne pas céder trop vite à l'empirisme. Les progrès techniques ou décrits comme tels ne se soustraient pas à cette nécessité intellectuelle afin de tracer la voie vers ce qui se rapprocherait le plus de la bonne réponse, sous peine d'une fausse route voire d'un hors-piste. Régler son compte à des préjugés impose une approche épistémologique. Mais encore faudrait-il connaître la réalité pour y être fidèle.

> « Toute connaissance qui ne pratique pas l'analyse historique comparative n'est qu'un vain jeu de mots, une epistemologia imaginabilis » Ludwik Fleck (37).

Ainsi, la scoliose idiopathique se présente à ce jour comme une entité nosologique inconnue et source de bien des questionnements. Les pistes peuvent être brouillées. En effet, la distinction entre scoliose et attitude scoliotique (déformation sans rotation) n'est pas toujours faite et la réussite de tel ou tel procédé peut être attribuée à tort. De nos jours encore, la littérature médicale est encombrée de l'histoire d'inclinaisons souples qu'une simple flexion antérieure voire une compensation d'inégalité de longueur des membres inférieurs permettent de réduire. La torsion autour de l'axe vertical et les inclinaisons latérales des corps vertébraux définissent la scoliose structurale véritable.

TRAITEMENT ORTHOPÉDIQUE

Hippocrate proposait une élongation de la colonne vertébrale avec un sujet en position horizontale en appliquant une compression à l'aide d'un levier transversal venant appuyer sur la gibbosité. Les tentatives de compression latérale par l'application d'outres emplies d'air semblent avoir été rapidement abandonnées, tout comme l'élongation brusque d'un sujet fixé dans un cadre et lâché d'une certaine hauteur appelée « succussion ». Dans les textes hippocratiques comme le traité « Des articulations », il est rapporté comment certains médecins tentent de traiter une bosse, en secouant le patient attaché à une échelle. Il est ajouté que ces pratiques souvent impressionnantes étaient exécutées dans le but d'attirer le public :

> « les succussions sur l'échelle n'ont jamais redressé personne, à ma connaissance du moins ; mais les médecins qui s'en servent sont surtout ceux qui veulent faire l'ébahissement de la foule. La foule, en effet, est saisie d'admiration quand elle voit un homme ou suspendu ou lancé en l'air, ou soumis à quelques épreuves analogues [...]. Ce procédé est plutôt le fait de charlatans. » (38)

Les écrits chirurgicaux de la collection hippocratique datent de la seconde moitié du Vème siècle avant J.-C, sans allusion à des illustrations explicitant le texte. Apollonios de Cition a conçu une copie d'un traité hippocratique avec des illustrations du traité chirurgical des luxations (39). Cette iconographie est connue grâce à des planches en couleurs dans un manuscrit datant de la fin du IXe et début du Xème siècle, le Codex chirurgical de Nicétas (médecin byzantin qui le fit réaliser). L'accès à ce remarquable ouvrage et à son iconographie est en ligne (https://data.biblissima.fr/entity/Q139041 ;

Bibliothèque médicale de Florence Laurenziana, Plut.74.7). Cinq illustrations présentent des traitements sur la colonne vertébrale : deux d'entre elles avec un sujet suspendu sur une échelle soit tête en bas suspendu par les pieds, soit à l'inverse fixé par un bandage entourant sa mâchoire ; dans les trois autres illustrations, le patient est installé allongé sur le ventre, étiré par des sangles, le médecin venant écraser la bosse à l'aide d'une planche, ou en s'asseyant sur le patient ou encore en écrasant la bosse avec le talon en se tenant debout sur lui.

Hippocrate affirme qu'il ne faut pas utiliser une outre gonflée pour réduire la gibbosité, en s'appuyant sur ses propres échecs :

> « Il m'est arrivé, le blessé étant étendu sur le dos, de mettre sous la gibbosité une outre non gonflée, et d'insuffler [...] l'air dans cette outre [...] cet essai ne m'a pas réussi : quand l'extension était vigoureuse, l'outre restait affaissée [...]. J'ai écrit à dessein ce qui précède ; car c'est aussi une connaissance précieuse que de savoir quels essais ont échoué, et pourquoi ils ont échoué. » (40).

Un corset datant de 900 ans avant notre ère, fabriqué en écorce, est conservé au Musée Historique de l'État du Colorado à Denver. Il fut découvert dans un abri troglodytique, et aurait été fabriqué par les Indiens. Mais quel était son rôle ? Une immobilisation post-traumatique ?

Dans *La grande chirurgie* composée en 1363 (41), une œuvre considérée comme majeure, Guy de Chauliac fait une petite place aux bossus, dans le sixième traité au troisième chapitre « Des maladies du col (du cou), et de la bosse du dos » mais l'approche reste très empreinte de propos et références à Gallien ou Albucasis, et en dehors de conseils alimentaires ou de cataplasmes, d'emplâtres voire de cautérisation, peu de progrès sont à relever. Il semble plus percevoir la bosse, la gibbosité, comme un apostème (un abcès, chaud ou froid).

En 1575 Ambroise Paré recommande dans son 23e livre concernant les orthèses « le corselet pour dresser un corps tortu ».

Il s'agit d'un corset métallique dérivé des armures de l'époque qui constitue le premier corset connu. Il classe la scoliose parmi les traumatismes du rachis et envisage une théorie ligamentaire. Sans doute peut-on lui attribuer une attitude thérapeutique associant à la fois la notion de déformation tridimensionnelle dans la scoliose et le rapport intime avec la croissance rapide et prépondérante du dos à l'adolescence. Il parle de contrôler la déformation jusqu'à ce que le sujet « ait acquis ses trois dimensions », il intègre les adaptations nécessaires au niveau des corsets de trois mois en trois mois :

> « corselets de fer déliés, lesquels seront troués afin qu'ils ne pèsent pas tant et surtout si bien appropriés et embourrés qu'ils ne blesseront aucunement. »

Il faut bien avouer qu'en dehors de progrès concernant les matériaux et un peu plus de connaissances anatomiques et biomécaniques, ce que proposait Ambroise Paré est tout à fait superposable de nos jours et le progrès peut être considéré comme assez faible.

Au XVIIe siècle un mot nouveau est proposé par un médecin anglais, Francis Glisson, (1597–1677) : le rakitis (rickets). C'est un terme anglais qui dérive du vieux français « riquet » qui signifie bossu. Ce mot englobait toutes les déformations osseuses de l'enfant, dont celles liées au rachitisme. Le climat humide, un abord marécageux, la consommation de fromage, le travail des enfants dans des ateliers sans aération seront proposés comme cause du rachitisme. Il semble avoir trouvé du succès avec l'escarpolette en suspendant les enfants par la tête et les épaules. Le retour à l'époque hippocratique en quelque sorte.

En 1741 Nicolas Andry (1658–1742), originaire de Lyon, crée le terme « d'orthopédie » dans son traité « l'orthopédie ou l'art de prévenir et de corriger dans les enfants les difformités du corps » (42).

> « orthopédie est formé de deux mots grecs, à savoir, d'"Orthos" qui veut dire droit, exempt de difformité [...] et de "Paidion", qui signifie enfant. J'ai composé de ces deux mots, celui d'Orthopédie, pour expliquer dans un seul terme le dessein que je me propose, qui est d'enseigner divers moyens de prévenir et de corriger dans les enfants, les difformités du corps. »

Mais il eut des prédécesseurs (43). En 1504 déjà, le poète français Scévole de Saint Marthe (1536–1623) publia un poème en latin traitant de la « manière de nourrir les enfants à la mamelle ». Il s'agit de *De puorum educatione, libri III*, où il emploie le mot « Paedotrophia ». Un de ses descendants, Abel de Sainte-Marthe (1626–1706), donna une traduction du poème de son aïeul, qu'il intitula naturellement « Paedotrophie ».

C'est dans l'ouvrage de Nicolas Andry que l'on retrouve son dessin de « l'arbre tors » symbole d'un grand nombre de sociétés savantes d'Orthopédie. Andry insiste sur les mauvaises postures et propose des règles « d'hygiène vertébrale ». Il souhaite montrer comment corriger les mauvaises attitudes « le port d'un poids sur la tête pour se tenir droit », « un coussin sous une fesse pour rééquilibrer le tronc ». On peut reconnaitre un rôle toujours d'actualité, parfois trop souvent mis de côté : la prévention, le dépistage des déformations du dos dans l'enfance et l'adolescence. Pour le reste son traité est pauvre sur le plan thérapeutique. Mais il devint à la mode de s'occuper de corsets et de redressement.

En France, M. Magny qui est ingénieur Physicien publie en 1777 un mémoire sur le Rakitis ou Maladie de la colonne vertébrale (44).

> « à laquelle les enfans font fujets jufqu'à la pleine adolefcence, avec un examen des fes caufes fecondes, ainfi que de tout ce qu'on met ordinairement en ufage pour en corriger les effets. En outre, l'expofition d'un nouveau moyen des plus efficaces pour empêcher fes progrès : ouvrage dont la connoiffance eft utile aux médecins, chirurgiens et tous chefs de famille. »

Il précise le rôle de la rotation vertébrale en l'illustrant d'un petit schéma, sorte de coupe axiale qui préfigurera au traité sur les bandes de dérotation lors de la réalisation de corsets. Il va proposer un corset intégrant des lames élastiques et des baleines.

Il faudra attendre avant que le terme d'« orthopédie » soit reconnu et s'impose. En 1820 le Dictionnaire de Panckouke en soixante volumes ne consacre que cinq lignes au mot « scoliose » et renvoie à « rakitis ».

Que penser de la mystérieuse scoliose de la Grande Catherine (1729-1796) et de son traitement ?

> « Alors âgée de 7 ans, elle était agenouillée en prière lorsqu'une toux et un délire la frappèrent. Pendant trois semaines, elle resta allongée sur le côté gauche. Lorsqu'elle put asseoir, son corps avait pris la forme d'un Z… le bourreau local […] conseilla un massage quotidien à la salive par une jeune fille qui n'avait pas pris de petit déjeuner. Il fabriqua un corset […] tous les deux jours pendant trois ans. Puis elle fut rétablie. » (45).

Catherine devint l'une des grandes dirigeantes de l'Europe et était généralement considérée comme nymphomane. Cependant, craignant les maladies vénériennes, elle fit examiner ses amants par un médecin écossais, le Docteur Rogerson. Il réussit, car elle vécut jusqu'à 66 ans. Quelle était cette mystérieuse maladie si bien soignée ? Peut-être une infection pulmonaire ; de vieux ouvrages sur la scoliose font état de malformations dues à une pleurésie et à un empyème. Bien que ce cas de scoliose fût peut-être fréquent autrefois, il est rarissime de nos jours.

GYMNASTIQUE ET ORTHOPÉDIE AU XIXE SIÈCLE

Une parenthèse sociologique est intéressante à ouvrir et permise par ce grand mouvement du traitement orthopédique des déformations du dos (entre autres) au XIXe siècle. Cette période renseigne sur l'importance du développement des appareils orthopédiques et de l'idée que gymnastique et exercices physiques puissent avoir un effet sur les déformations du corps, du dos notamment. Un article de G. Quin est des plus instructifs sur ce sujet et renseigne grandement ceux qui voudraient s'y plonger (46).

Après qu'ait été démantelée toute l'organisation médicale par la Révolution française, le premier Consul Bonaparte va permettre un nouveau cadre juridique à l'exercice de la médecine, une abolition de la séparation entre médecine et chirurgie. La théorie humorale va être abandonnée au profit d'une approche recherchant une pathologie des tissus et deux discours médicaux vont s'opposer, l'un scientifique, et l'autre littéraire et moraliste (47). Les discours orthopédiques vont structurer un espace médical autour des affections et des difformités du corps humain. Ils ont une certaine légitimité et semblent liés par un projet commun : le redressement des corps déviés.

La loi du 10 mars 1803 va instaurer des écoles de médecine et instituer deux niveaux à la pratique médicale : celui des docteurs, issus des écoles de médecine devenues facultés en 1808, et celui des officiers de santé, pratiquant une médecine restreinte, limitée au département d'obtention de l'officiat. Pour tenter de redresser le dos, il n'y aura pas que des médecins. Mécaniciens, ingénieurs, autodidactes, gymnasiacres entre autres seront autant d'acteurs, dont il faut sans doute retenir comme principaux Jules Guérin, Sauveur-Henri-

Victor Bouvier, Vincent Duval et Charles-Gabriel Pravaz, mais aussi Jacques Mathieu Delpech, un Montpelliérain, qui publiera en 1828 un « traité d'orthomorphie » en décrivant la déformation cunéiforme des corps vertébraux affirmant la nature structurale de la déformation. Il envisage une théorie musculaire à une époque où la poliomyélite est fréquente (48).

Un nom semble également important à retenir, celui de Amoros (49). Sous l'impulsion initiale de ce colonel qui, après avoir servi dans les armées espagnoles, prend le parti en 1808 de Bonaparte, puis s'exile en France en 1813 où il est naturalisé en 1816, ouvre en 1818, grâce à une souscription municipale, le premier établissement public français d'éducation physique destiné aux enfants des écoles. Dans le même esprit, C Lachaise publie en 1827 un « Précis physiologique sur les courbures de la colonne vertébrale, ou Exposé des moyens de prévenir et corriger les difformités de la taille, particulièrement chez les jeunes filles, sans le secours des lits à extension » (50). Comme un clin d'œil, on pourra retenir que le Dr Casimir Broussais (1803–1847), fils de François Broussais (1772–1838), participant et soutenant tout ce mouvement, s'était spécialisé dans d'autres bosses que celles du dos : celles du crâne en tant que spécialiste de phrénologie (51).

La lecture d'un prospectus de 1835 (52) sur l'Institut Orthopédique de Paris, pour le traitement des difformités de la taille et des membres, dirigé par les Docteurs Pravaz et Jules Guérin, illustre les tendances de cette époque et l'on y retrouve les principes de centres de rééducation fonctionnelle pour les enfants et adolescents d'aujourd'hui, avec la part de prise en charge médicale et celle de l'enseignement général afin de poursuivre une scolarité pendant ces longs mois d'internat. La discipline y est stricte et en lien avec l'époque :

> « Indépendamment des divisions matérielles qui séparent l'établissement des demoiselles de celui des garçons, il y a un terrain neutre, intermédiaire entre les divisions ; les heures de visite, d'exercice et de promenade sont d'ailleurs

combinées de manière à ce que les pensionnaires des deux sexes ne puissent jamais s'apercevoir. »

Et plus loin :

« Pravaz et Jules Guérin regardent comme dangereux de chercher à obtenir en peu de temps le redressement de l'épine déviée. [...] Pour que le redressement de l'épine soit durable, il faut que chacun de ses degrés ait le temps de se consolider à mesure qu'il est obtenu ».

Appareils orthopédiques conçus pour le traitement des déformations orthopédiques mais ausi « les difformités de la taille, aussi les courbures de membres, les pieds-bots, les luxations congénitales des hanches, et autres contractures des muscles, affections nerveuses, scrofuleuses, rachitiques réclamant l'usage de la gymnastique », en association avec les exercices physiques, le panorama d'un centre de cure est dressé :

« des bains de rivière, des bains toniques, aromatiques, des frictions excitantes, le massage, des douches minérales, des douches de vapeur, dirigées sur toutes les parties du corps et sur le siège de la difformité, [...]. À l'intérieur, des préparations sulfureuses, iodurées, ferrugineuses, des eaux minérales, des tisanes toniques dépuratives, concourent au même but ».

C'est tout un programme qui ferait sourire, sauf de trouver à l'heure actuelle des propositions de lectures rédigées par des docteurs en médecine comme l'ouvrage *Votre traitement de la scoliose par la cuisine* par le Dr Kevin Lau.

Cette époque est très instructive pour observer combien l'institutionnalisation d'une nouvelle spécialité médicale peut influencer le marché, en l'occurrence le marché médical, ici destiné au redressement du corps (53).

En 1833, l'*Almanach du commerce de Paris* recense 43 herniaires et bandagistes et 74 fabricants de corsets (54).

Par ailleurs, la question reste non élucidée concernant la prépondérance féminine de huit filles pour deux garçons lors de la survenue d'une scoliose idiopathique. Grégory Quin (1819–1862) dans un travail sur « Le sexe des difformités et la réponse orthopédique » (55) apporte une réflexion sur les propositions des médecins-orthopédistes et leur regard porté sur les pathologies de la colonne vertébrale :

> « comme les historiens de la médecine l'ont montré, le corps des femmes est investi d'un fort sens sexué : celui-ci est la clé de la survie de l'espèce mais il est par définition confiné dans un intérieur domestique. […] la définition des bases de la santé féminine […] s'appuie sur « un type physiologique sain, celui de la “bonne mère” [... qui] fonctionne comme une norme… »

Les Académies de médecine et des Sciences dans les années 1830 et 1840 contribuent à valider les innovations thérapeutiques. De multiples appareils orthopédiques vont voir le jour au XIXe siècle, nombreux pendant la période entre la Restauration et la Révolution de Juillet, période pendant laquelle les propositions et les idées pour tenter de corriger les déformations du dos vont être fécondes soit par l'utilisation d'appareils de traction céphalique et pelvien, soit de traction en position couchée, ébauche de lit orthopédique qui ne seront pas sans rappeler des gravures du lit de traction d'Hippocrate. Gymnastique, corset de jour et traction de nuit sur un lit orthopédique représentaient ce qui se proposait le plus couramment. Les scolioses étaient réparties en trois degrés. On peut supposer que le premier degré ne correspondait qu'à une attitude scoliotique, le deuxième sans doute à des scolioses qui actuellement parviendraient tant bien que mal à être maîtrisées à l'aide de corsets pendant la croissance, et celles du troisième degré étaient, tout comme de nos jours, inaccessibles au traitement par corset et faisaient entrer les sujets dans la catégorie des « bossus ».

Maisonabe, inventeur d'un lit orthopédique, établissait dans un mémoire à l'Académie « l'incurabilité de la déviation droite de la colonne vertébrale » renonçant par là même à la possibilité de rendre la taille bien faite à un bossu.

Malgaigne concluait une de ses leçons en ajoutant que « l'on pouvait corriger partiellement une courbure, quasiment jamais la rotation axiale, surtout que ces entreprises étaient d'un succès passager car le vrai problème était la conservation du résultat et que ce but n'avait jamais encore été atteint ».

De toute cette période, on peut retenir aussi de multiples aphorismes, source de multiples erreurs que l'on retrouve de nos jours, le fameux : « Tiens-toi droit ».

La philosophe et médecin Anne Fagot-Largeault dans son chapitre « La philosophie de l'hygiène en 1878 » (56) rapporte des réalisations concrètes de la médecine hygiéniste de la fin du XIXe siècle. En effet, certains médecins occidentaux se sont orientés vers la recherche scientifique et les carrières universitaires, et d'autres plus intéressés par les aspects sociaux, sont devenus ce que l'on a appelé des hygiénistes. Elle rappelait qu'en 1878 :

> « dans un canton de Normandie, le Dr Hurel visite au nom de la commission d'hygiène une vingtaine d'écoles, examine s'il y a des lavabos, des dossiers aux bancs (on pensait que les bancs sans dossiers aggravaient le risque de scoliose) ».

Cette idée de posture qui serait nocive et contribuerait au développement d'une scoliose revient sans cesse comme un leitmotiv, y compris de nos jours.

Eugène Perdu, sous la Présidence du Pr Lannelongue, écrivait dans sa Thèse en 1902 « La scoliose. Théorie complète et nouveau traitement » et introduit son travail tout comme pourrait le faire un étudiant actuellement (57) :

> « Aborder l'étude de la scoliose, c'est embrasser d'un coup d'œil en même temps que l'effrayante complexité de cette

étude, tout ce qu'il y a d'incertain et de problématique dans le bagage de nos conceptions actuelles » puis plus loin « L'enfant est généralement assis sur un banc éloigné de la table ; l'indolence lui fait chercher un appui nécessairement en avant puisqu'il écrit... ».

Le lyrisme était de rigueur atteignant son apogée dans la conclusion :

« Lorsqu'un être sain de corps et d'esprit se voit frappé des stigmates odieux de la scoliose, il se passe en lui quelque chose de pire qu'un trouble respiratoire ou les gênes mécaniques de l'attitude, c'est la conscience des lendemains profondément modifiés, des activités infécondes, et des espérances toujours déçues. »

La revue *L'éducation physique* dans son numéro de novembre-décembre en 1902 donnait la plume au Dr Louis Dartigues (Chef adjoint de la consultation de Chirurgie à l'Hôtel Dieu) qui voyait dans la posture des adolescents à l'école une grande cause d'apparition des scolioses. Pour l'auteur, les exercices musculaires, la « Renaissance physique », seraient la solution (58).

Au début du XIXe siècle, une théorie de la rétraction musculo-tendineuse fait proposer à Jules Guérin des ténotomies. Il se prétendait capable de sectionner le transversaire épineux qui serait responsable de la rotation vertébrale. Il allait jusqu'à pratiquer une quarantaine de sections chez le même sujet. J.C. Rey nous rappelle dans *Histoire du traitement de la scoliose* (59) combien ces résultats furent bien inférieurs à ce que Guérin prétendait, et Malgaigne s'insurgea face aux résultats erronés, réexamina les patients de Guérin et publia la médiocrité de ses résultats.

C'est à une communication bien particulière que Calot doit sa réussite « la guérison des bossus ». Le 22 décembre 1896, il présenta à l'Académie de Médecine 37 observations de réduction de gibbosité pottique. Sa méthode :

« endormi au chloroforme, le bossu est retourné sur le ventre et, pendant que deux ou quatre aides suivant l'âge et la taille de l'enfant, exercent à la tête et aux pieds des tractions vigoureuses, l'opérateur pèse de tout son poids et de toute sa vigueur sur la bosse jusqu'à ce que la partie déviée de la colonne vertébrale soit rentrée dans l'alignement. On entend alors des craquements osseux qui témoignent des désengrènements des deux segments rachidiens et du glissement des vertèbres les unes sur les autres ».

Après quoi, trois appareils plâtrés successifs réalisaient une immobilisation prolongée du rachis, durant 10 à 12 mois, la marche n'étant autorisée qu'à l'ablation du second appareil, aux alentours du 8ème mois. Calot distribuait parmi l'assistance des photographies de ses patients « avant et après traitement » et faisait défiler des sujets guéris « au torse droit comme un I ». Il va multiplier les exposés, les publications et faire des démonstrations de sa méthode. En 1897, il se rendit successivement à Londres, Gand, Berlin, et participa au congrès international de Moscou.

Pour les gibbosités pottiques, il préconisait le redressement progressif et la confection d'appareils plâtrés assurant à la fois correction et immobilisation des lésions. Mais ce n'était qu'un aspect du traitement car il fallait bien traiter l'abcès tuberculeux. Il mit donc au point la méthode des ponctions et injections qui consistait à vider l'abcès au moyen d'un « aspirateur » (aspirateur Calot de la maison Collin), puis à injecter à la place un liquide destiné à modifier, assainir, et guérir la paroi de l'abcès froid. Calot employait deux types de liquide modificateur : l'huile créosotée iodoformée et le naphtol camphré glycériné. Ponctions et injections étaient faites à intervalles réguliers jusqu'à guérison de l'abcès.

L'AVÈNEMENT DE LA CHIRURGIE

À la fin du siècle, les nouvelles découvertes, l'aseptie, l'anesthésie, les rayons X, vont permettre des progrès époustouflants. La première moitié du XXe siècle verra de grands changements. Le principe d'un enraidissement (arthrodèse) vertébral par une intervention chirurgicale pour conserver la correction du plâtre se fait timidement admettre, à une époque des tout débuts de la chirurgie. Hibbs procèdera, en 1914, à la première arthrodèse véritable.

L'arthrodèse doit s'étendre sur huit à dix étages au moins, elle doit être suivie d'un décubitus de plusieurs mois, et elle est réservée aux déformations les plus importantes. Il en publie 59 cas en 1924 (60), puis 350 en 1931 en collaboration avec Risser et Ferguson (61), constatant un grand nombre d'échecs par perte de correction soit par une immobilisation trop courte et un nombre élevé de pseudarthroses sur une greffe osseuse mais sans encore de matériel métallique chirurgical (tige d'arthrodèse). Paul Harrington en 1961 eut l'idée de compléter l'arthrodèse avec une tige métallique adaptée sur des crochets, la technique fut en quelques années adoptée dans le monde entier. Mais persistait la question de la rotation vertébrale, primo move de la scoliose. Pour les formes moins sévères, la ligne de démarcation se faisant autour de 50° d'angulation, le traitement conservateur par corset complété par une, deux voire trois étapes de correction sous plâtre, permettait d'attendre la fin de la croissance et la stabilisation. Puis vint en 1983 la technique de correction tridimensionnelle grâce à Yves Cotrel et Jean Dubousset (62). Depuis, des adaptations voient le jour, des améliorations techniques s'observent, mais le grand principe qu'ils mirent en place est toujours de rigueur.

PERSPECTIVES :

GÉNÉTIQUE ET INTELLIGENCE ARTIFICIELLE

La génétique contribue à la survenue d'une scoliose idiopathique, mais comment ? Un mot qui revient sans cesse est « multifactoriel ». La prédominance des filles n'éclipse pas les garçons avec un locus sur le chromosome X mais ne répondrait qu'à un peu plus de 10 %, et encore, dans les formes familiales (63). D'autres loci (chromosomes 6 et 10) seraient en faveur de formes familiales à triples courbures (64). Les particularités tissulaires des individus s'observent notamment au niveau des tissus élastiques (collagéniques), tout comme des facteurs biochimiques (mélatonine, ghréline, calmoduline), des origines du système nerveux central ou des systèmes d'équilibre proprioceptif. Une étude sino-singapourienne en 2018 menée sur le poisson zèbre a révélé l'implication de nouveaux acteurs dans le contrôle de la formation de l'axe vertébral, deux hormones Urp1 et Urp2 (Urp pour urotensin II-related peptides) hormones apparentées à la somatostatine (65). Chez les embryons du poisson zèbre, le flux de liquide céphalorachidien (LCR) transporte des signaux adrénergiques qui induisent ces neuropeptides Urp dans les neurones en contact avec le LCR le long de la moelle épinière. Les urotensines activent leur récepteur sur les fibres musculaires à contraction lente du somite dorsal. La contraction de ces fibres pourrait entrainer le redressement de l'axe du corps. Une mutation du récepteur de l'urotensine a entrainé une scoliose sévère chez le poisson zèbre adulte, mimant la pathologie humaine. Néanmoins, il s'est rapidement avéré que leur extrapolation à l'humain était difficile à envisager puisque ni les hormones Urp1 et Urp2, ni leur récepteur, Utr4, n'existent chez les mammifères. Dans une nouvelle publication, des scientifiques du Muséum National d'Histoire Naturelle et du Centre National de la Recherche Scientifique (66) ont montré que la voie de signalisation impliquant le récepteur Utr4, que l'on pensait restreinte aux seuls poissons, existe aussi chez des tétrapodes. Cette étude révèle donc que la voie impliquant Utr4 constitue un mécanisme très conservé de contrôle de la morphogenèse de l'axe vertébral, apparu vraisemblablement au moment de l'émergence des premiers vertébrés à squelette osseux, il y a plus de 400 millions d'années. Puisque les composants majeurs de la voie Utr4 sont absents chez les mammifères, incluant donc l'Homme, toute la question est aujourd'hui de savoir si cette voie existe toujours mais avec d'autres acteurs moléculaires, ou si elle a été définitivement perdue.

La première étape de constitution de l'intelligence artificielle (IA) est la sélection, puis le nettoyage de données. Mais quelles données ? Les données cliniques descriptives, biologiques, notamment génomiques, hormonales, d'imagerie, de thérapeutique et, pour ce qui nous concerne, restreintes à corset et chirurgie d'arthrodèse, sont à ce jour difficiles à proposer à quelque algorithme que ce soit (arbres de décisions, classification naïve bayésienne, K plus proches voisins, machines à vecteur de support, Réseaux neuronaux, apprentissage profond) (67). Car concrètement la prédiction à réaliser par une IA serait idéalement de prédire l'absence de développement de la scoliose. Une fois apparue, le retour en arrière, entendons guérison, paraît pour l'heure bien difficile à envisager. En tout cas, le regard sur l'histoire passée tend à le prouver. L'IA et son développement de plus en plus puissant nous permettront-ils de mieux comprendre son origine ? Nous avons toujours la volonté d'appliquer un raisonnement scientifique mais en contexte d'incertitude. Les scolioses idiopathiques restent non caractérisées à ce jour.

Conclusion

En 1913 le Dr Fouchet, chirurgien assistant à l'Institut Orthopédique de Berck, haut lieu encore contemporain de l'Orthopédie pédiatrique en France, introduisait son article empli de convictions « Guérison de la scoliose » (68) attestant (tout en évoquant aussi la luxation congénitale de hanche) :

> « maintenant que nous savons guérir cette affection ».

Quel progrès considérable si cela était vrai. Hélas non ! Dans ce traité, la méthode du Pr Abbott qui consistait en la réalisation de corsets plâtrés confectionnés sur un cadre avec différentes bandes de tissu était présentée de manière tout à fait révolutionnaire. Avec des adaptations, son utilisation peut encore être bien utile de nos jours, mais elle n'a malheureusement pas permis de guérir les scolioses. En souhaitant aller vite et de l'avant, le Dr Fouchet reprenant des propos de Bilroth poursuivait ainsi avec cette métaphore sur la luxation de hanche :

> « en France on suit le progrès d'un pas boiteux ».

Il n'imaginait sans doute pas que la question de scoliose serait toujours d'actualité un siècle plus tard, loin d'être élucidée.

Bibliographie

1. Galien, *In Hipp. De artic. comm.* III, 48 (K. XVIIIA, 553).

2. Galien, *In Hipp. Aphor. comm.* VI, 46 (K. XVIIIA, 7).

3. François Rabelais, Tiers Livre des faits et dis héroiques du noble Pantagruel, chap. 36, pp 264. 1546, Bibliothèque virtuelle Humaniste.

4. O.P. Sharma. Alexander Pope (1688±1744) : his spinal deformity and his doctorsEur Respir J 1999; 14 : 1235-7).

5. Mane E. D., Ménétrier C. Galerie Historique des comédiens de la troupe de Nicolet. Notices sur certains acteurs et mimes qui se sont fait un nom dans les annales des scènes secondaires depuis 1760 jusqu'à nos jours.1869 books.google.com).

6. Clément Prati, Frank Verhoeven Olivier Fakih, Mickaël Chouk, Daniel Wendling. 1898. Naissance de la spondylarthrite ankylosante Revue du rhumatisme 2025 ; 92 : 311-6.

7. Remèdes d'autrefois (Cabanes) Le culte des pierres, des arbres et des eaux. – Societe d'Histoire de la Pharmacie [Internet]. [cite 1 nov 2023].
Disponible sur : http ://www.shpasso. org/remedes-dautrefois-cabanes-3-le-culte-des-pierres-des-arbres-et-des-eaux/).

8. Gérard Bruant. Les composantes psychologiques de l'attitude cyphotique. Bulletin de psychologie, tome 27 n° 310, 1974. La psychologie et l'enfance psychiquement handicapée. p 331-45.

9. Paul Féval. Le Bossu. Paris : Michel Lévy frères, 1858.

10. Mayeux. Histoire complète et seule véritable du petit bossu Mayeux, chasseur de la garde nationale, écrite par lui-même et suivie de sa chanson. 1831
http://catalogue.bnf.fr/ark:/12148/cb30915434r).

11. Naderi S, Andalkar N, Benzel EC : Histoire de la biomécanique de la colonne vertébrale : partie I – les racines pré-gréco-romaines, gréco-romaines et médiévales de la

biomécanique de la colonne vertébrale. Neurochirurgie. 2007, 60 : 382-91.

12. Acar F, Naderi S, Güvençer M, Türe U, Arda MN : Hérophile de Chalcédoine : un pionnier des neurosciences. Neurochirurgie. 2005, 56 : 861-7.

13. Aristote. Parties d'animaux. Déplacement des animaux. Progression des animaux. Traduit par A. L. Peck, E. S. Forster. Bibliothèque classique Loeb 323. Cambridge, MA : Harvard University Press, 1937.

14. Hippocrate : Sur la nature des os. Œuvres complètes d'Hippocrate. Édité par : Littre PE. 1982, *Amsterdam* : A. M. Hakkert, 9 : 162-97.

15. Lydie Krestovsky. La laideur dans l'Art à travers les âges. Éditions du Seuil, Paris, 1947.

16. Auguste Rodin. L'art. Entretiens réunis par Paul Gsell. Paris. Chez Grasset.1911.

17. Mirko Grmek et Danielle Gorevitch. Les Maladies dans l'Art antique, 1998, Fayard.

18. Paul Richer. L'art et la Médecine. 1902. Paris. Chez Gaultier, Magnier et Compagnie.

19. J.M. Charcot et Paul Richer. Les difformes et les malades dans l'Art. Paris. Lecrosnier et Babé, Libraires-Editeurs, 1889, source BnF.

20. M.E. Grébaut. Le musée égyptien. Recueil de documents et de notices sur les fouilles d'Égypte. 1890-1900. Le Caire. Imprimerie de l'Institut Français d'Archéologie orientale. Source BnF.

21. François Resche. Le papyrus médical Edwin Smith, chirurgie et magie en Égypte antique. L'Harmattan, 2016).

22. Françoise Metz. Du diagnostic des scolioses en Paléopathologie. Thèse d'exercice en Médecine soutenue le 2 mai 1977 Faculté de médecine de Caen.

23. King, T et al. Fortes, G., Balaresque, P. et al. Identification of the remains of King Richard III. Nat Commun **5**,5631(2014. https://doi.org/10.1038/ncomms6631.

24. Jo Appleby, Piers D Mitchell, Claire Robinson, Alison Brough, Guy Rutty, Russell A Harris et al. The scoliosis of Richard III, last Plantagenet King of England: diagnosis and clinical significance. Lancet Volume 383, Issue 9932 p.1944 May 31, 2014.

25. Véronique Dasen. Modèles anatomiques tératologiques et cabinets de curiosités dans l'Antiquité. PALLAS. 2018. Revue d'études antiques ; 106. pp.185.

26. Caroline Husquin. L'intégrité du corps en question. Presses universitaires de Rennes. 2020. Publication sur OpenEdition Books : 9 novembre 2022 DOI : 10.4000/books.pur.171737.

27. Robert Flacelière. Sur quelques passages des *Vies* de Plutarques. II Lycurgue-Numa. In :Revue des études grecques, tome 61, fascicule 286-288, Juillet-décembre 1948, pp. 391-429.

28. Frédérique Servain-Riviale. Physionomie et paléopathologie des populations précolombiennes de l'occident du Mexique. Journal de la Société des Américanistes. Tome 81, 1995, pp. 47-77.

29. Niederberger C. Paléopaysages et archéologie pré-urbaine du bassin de Mexico (Mexique), 2 tomes. CEMCA (collection Études Mesoaméricaines, 11), Mexico. 1987 : 429.

30. Frédérique Servain-Riviale Les statuettes funéraires en terre cuite du Mexique occidental ». Histoire de l'art 24 (l'art et le sacré), 1994. 17-26, Paris.

31. Carlos Ponce Sanginés. Tunupa y Ekako. Estudios arqueologicos de las efigies precolombinas de dorso adunco. Academia Nacional de Ciencias de Bolivia,2, La Paz. 1969.

32. Monica Malamoud. Le Bossu dans les contes, les mythes et la littérature. La Fontaine de Pierre. 2018.

33. Louis Malleret. Bossus et nains das la sculpture en Extrême-Orient. In : Arts asiatiques, tome 20, 1969. Pp.121-133.Doi : https ://doi.org/10.3406/arasi.1969.1011.

34. Marie-Lys Arnette, « De bosse et d'os. D'étranges figurines d'hommes "bossus" (re)découvertes à Deir el-Médina », *Bulletin de l'Institut français d'archéologie orientale (BIFAO)* [En

ligne], 125 | 2025, mis en ligne le 19 mai 2025, consulté le 25 juillet 2025.
URL : http://journals.openedition.org/bifao/17492 ;
DOI : https://doi.org/10.4000.

35. Rémi Mathieu. Chamanes et chamanismes en Chine ancienne. In : L'Homme, 1987, tome 27 n° 101. Du bon usage des dieux en Chine, pp. 10-34 ;
doi : https://doi.org/10.3406/hom.1987.368764.

36. Berghmans C Approches thérapeutiques de transmission d'intention à distance (*Distant Healing Therapy*) et effets sur la santé : défi épistémologique face aux résultats probants !. Psychol Fr. 1 dec 2023 ;68(4) : 543-57.

37. Ludwik Fleck. Génèse et développement d'un fait scientifique. 1934.

38. Hippocrate : Des articulations 42 ; trad. Littré IV.183.

39. J. Jouanna. L'histoire textuelle du corpus hippocratique.. Journal des savants, 2017, p. 195-266.
Doi : https ://doi.org/10.3406/jds.2017.6392.

40. Hippocrate, *Des articulations* 47 (L. 210-212).

41. Guy de Chauliac. La grande chirurgie. Composée en l'an 1363. Par E. Nicaise. Paris Felix Alcan Éditeur. Source BnF.

42. Nicolas Andry. L'orthopédie, ou l'art de prévenir et corriger dans les enfants, les difformités du corps, le tout par des moyens à la portée des pères et des mères et de toutes les personnes qui ont des personnes à élever, Paris, Lambert-Durand, 1741.

43. Vander Elste. Histoire de l'orthopédie et de la traumatologie. In : Histoire de la Médecine. Tchou Ed. Paris, 1965, 9, pp. 51-117.

44. M. Magny. Maladie de la colonne vertébrale à laquelle les Enfants sont sujets jusqu'à la pleine adolescence. 1777. PARIS, Quignon l'aîné, Libraire. Source BnF.

45. Mercer Rang. The Story of Orthopaedics.Saunders compagny copyright 2000, pp144-5.

46. Grégory Quin. Genèse d'un champ scientifique : l'Orthopédie comme fabrique d'une gymnastique. Du champ médical,

de la spécialité orthopédique et des exercices corporels (1817-1847). Revue Sciences sociales et sport n° 2 – septembre 2009 171.

47. Knibielher Yvonne. Les médecins et la « nature féminine » au temps du Code civil. 1976. Annales E.S.C., 31e année, n° 4, p.828.

48. Jacques Mathieu Delpech. De L'Orthomorphie. Recherches anatomico-pathologiques. Atlas. 1828. Paris. Source BnF.

49. Amyot C. J. B. 1852. Histoire du Colonel Amoros, de sa méthode d'éducation physique et morale, Paris, Colas.

50. C Lachaise. Précis physiologique sur les courbures de la colonne vertébrale, ou Exposé des moyens de prévenir et corriger les difformités de la taille, particulièrement chez les jeunes filles, sans le secours des lits à extension. 1827 Paris. Source BnF.

51. Renneville Marc. Sur l'histoire de la phrénologie ; 2000. Le langage des crânes Paris, Empêcheurs de penser en rond.

52. Pravast et Guérin. Institut Orthopédique de Paris. Prospectus publié en 1835. Source Gallica.

53. Constance MALPAS. Jules Guerin Makes his Market : the Social Economy of Orthopaedic Medicine in Paris, c. 1825-1845. In Willem de Blecourt ; Cornelie Usborne (Eds), Cultural Approaches to the History of Medicine. Mediating Medicine in Early Modern and Modern Europe, New York, Palgrave Macmillan, 2004, pp. 148-70

54. Bottin Sébastien. Almanach du commerce de Paris, des départements de l'Empire français et des principales villes de l'Europe, XXXVIe année de publication, 1833. Paris, Bureau de l'Almanach.

55. Grégory Quin. Le sexe des difformités et la réponse orthopédique (1819-1862). Genre et Histoire, en ligne, 4 Printemps 2009. URL http :// genrehistoire.revues.org/523.

56. Anne Fagot-Largeault. Médecine et philosophie, 2010, PUF.

57. Eugène Perdu. Lascoliose. Théorie complète, nouveau traitement. Paris, Ed. Maloine. 1902. Source Bnf.

58. Louis Dartigues. L'éducation physique. Novembre-décembre 1902 p. 2-8.

59. J.C. Rey. Histoire du traitement de la scoliose. Histoires de sciences médicales. Tome XLII - n° 1-2008.

60. R.A. Hibbs. A report of fifty-nine cases of scoliosis treated by the fusion operation. By Russell A. Hibbs, 1924.

61. Hibbs R.A. ; Risser J.C. ; Fergusson A. B. Scoliosis treated by the fusionoperation anend-result study of three hundred and sixty cases. The Journal of Bone & Joint Surgery 13(1) : pp. 91-104, 1931.

62. Cotrel Y ; Dubousset J., Guillaumat M. Nouvelle technique d'instrumentation postérieure du rachis. Rev. Chir.Orthop. 1984 ;70 : 489-94.

63. Justice et al. Familial idiopathic scoliosis, evidence of an X-linked susceptibility locus. Spine Phil Pa 1976 28(6) 589-94.

64. Marosy et al Identification of susceptibility loci for scoliosis in FIS families with triple curves. Am J Med Genet A 2010 Apr ;152A(4) : 846-55.

65. Xiaoli Zhang et al. Cilia-driven cerebrospinal fluid flow directs expression of urotensin neuropeptides to straighten the vertebrate body axis2018 Dec ;50(12) :1666-1673. Doi : 10.1038/s41588-018-0260-3. Epub 2018 Nov 12.

66. Faredin Alejevski1 et al. Conserved role of the urotensin II receptor 4 signalling pathway to control body straightness in a tetrapod. Open Biology, DOI : doi.org/10.1098/rsob.210065).

67. Jean Emmanuel Bidault. 2041 : L'odyssée de la Médecine. Comment l'intelligence artificielle bouleverse la Médecine. Éditions de Équateur. Humensis 2023.

68. J. Fouchet. Guérision de la scoliose par la méthode d'Abbott. 1913 Montdidier, Imprimerie Bellin. Source Bnf.

Table des matières

Remerciements

L'expression « rouler sa bosse » aurait pour origine le monde marin. Une bosse est un bout à noeuds utilisé par les marins qui sont réputés pour voyager et voir du pays. Si l'expression s'utilise pour désigner quelqu'un qui a une importante expérience dans un domaine, j'ai grandement parfait mes connaissances en préparant ce manuscrit. Je me suis appliqué à bosser sur les bossus et ce fut un plaisir.

Je tiens à remercier mes relectrices qui m'ont aidé à mettre de l'ordre, ainsi que les deux compères, amis et collègues, les Professeurs Dominique Le Nen et Frédéric Dubrana, tous deux Orthopédistes d'adultes (nul n'est parfait) passionnés d'histoire des sciences, d'Art et d'épistémologie, Thomas Daoulas, brillant interne d'Orthopédie au CHU de Brest, Muriel Labonnelie, Maître de Conférence en Langue et Littérature latines à l'Université de Bourgogne et Jean-Christophe Courtil, Maître de Conférence, philologue et historien des idées à l'Université de Toulouse.

Structures éditoriales du groupe L'Harmattan

L'Harmattan Italie
Via degli Artisti, 15
10124 Torino
harmattan.italia@gmail.com

L'Harmattan Hongrie
Kossuth l. u. 14-16.
1053 Budapest
harmattan@harmattan.hu

L'Harmattan Sénégal
10 VDN SICAP AMITIE 3
BP 45034 Dakar-Fann
direction@senharmattan.com

L'Harmattan Cameroun
Tsinga/Derrière polyclinique FECAFOOT
BP 11486 Yaoundé
Jacques.koukam@harmattan.fr

L'Harmattan Burkina Faso
Villa 281, secteur 23 623, rue 14.32
Ouagadougou
zagbie@outlook.fr

L'Harmattan Guinée
Almamya, rue KA 028 OKB Agency
BP 3470 Conakry
harmattanguinee@yahoo.fr

L'Harmattan RDC
185, avenue Nyangwe
Commune de Lingwala - Kinshasa
matangilamusadila@yahoo.fr

L'Harmattan Congo
219, avenue Nelson Mandela
BP 2874 Brazzaville
deunovmikhael@gmail.com

L'Harmattan Mali
Immeuble Mgr Jean Marie Cissé
Aci Hamadallaye
BP 145 Bamako
syllaka@yahoo.fr

L'Harmattan Togo
Djidjole - Maison Amela
face EPP BATOME
02 BP 20680 Lomé
didieramela11@gmail.com

L'Harmattan Côte d'Ivoire
Résidence Karl - Cité des Arts
Abidjan-Cocody
03 BP 1588 Abidjan
harmattan.ivoire@gmail.com

L'Harmattan Bénin
Rue 604, (Immeuble à l'entrée
de la rue UCAO- Cite de Saint-Jean)
Cotonou
stepcorpus@gmail.com

Nos librairies en France

Librairie internationale
16, rue des Écoles
75005 Paris
librairie.internationale@harmattan.fr
01 40 46 79 11
www.librairieharmattan.com

Librairie des savoirs
21, rue des Écoles
75005 Paris
librairie.sh@harmattan.fr
01 46 34 13 71
www.librairieharmattansh.com

www.ingramcontent.com/pod-product-compliance
Lightning Source LLC
LaVergne TN
LVHW051632071026
849535LV00009BA/3545